BEI GRIN MACHT SICH IHR
WISSEN BEZAHLT

- Wir veröffentlichen Ihre Hausarbeit,
  Bachelor- und Masterarbeit

- Ihr eigenes eBook und Buch -
  weltweit in allen wichtigen Shops

- Verdienen Sie an jedem Verkauf

Jetzt bei www.GRIN.com hochladen
und kostenlos publizieren

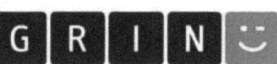

Anwendung des Spiral Dynamics Modells auf einer Palliativstation

Führungsverhalten integral gestalten

Thomas Ruthmann

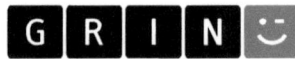

Bibliografische Information der Deutschen Nationalbibliothek:

Die Deutsche Nationalbibliothek verzeichnet diese Publikation in der Deutschen Nationalbibliografie; detaillierte bibliografische Daten sind im Internet über http://dnb.d-nb.de abrufbar.

ISBN: 9783346846624
Dieses Buch ist auch als E-Book erhältlich.

© GRIN Publishing GmbH
Nymphenburger Straße 86
80636 München

Druck und Bindung: Books on Demand GmbH, Norderstedt Germany
Gedruckt auf säurefreiem Papier aus verantwortungsvollen Quellen

Das vorliegende Werk wurde sorgfältig erarbeitet. Dennoch übernehmen Autoren und Verlag für die Richtigkeit von Angaben, Hinweisen, Links und Ratschlägen sowie eventuelle Druckfehler keine Haftung.

Das Buch bei GRIN: https://www.grin.com/document/1341295

FACHARBEIT

Anwendung des
Spiral Dynamics Modells
auf einer Palliativstation

Führungsverhalten integral gestalten

Veranstalter der Fachweiterbildung: Niels Stensen Bildungszentrum Osnabrück

Prüfungsleistung der Fachweiterbildung „Leitungsaufgaben in der Pflege"

und des Moduls „Praxislernen" der Hochschule Osnabrück

Name des Verfassers:

Thomas Ruthmann

Datum des Beginns: 08.12.2022
Datum der Abgabe: 02.02.2023

Gender Erklärung

Aus Gründen der besseren Lesbarkeit wird in dieser Projektarbeit die Sprachform des generischen Maskulinums angewendet. Es wird an dieser Stelle darauf hingewiesen, dass die ausschließliche Verwendung der männlichen Form geschlechtsunabhängig verstanden werden soll.

Inhaltsverzeichnis

I. Abkürzungsverzeichnis

AQAL   Akronym aus   **All Quadrants All Levels**,

Bezeichnung eines Organisationsmodells nach Ken Wilber

BFD   **B**uchholz **F**achinformations**d**ienst,

verlagsunabhängiger Fachinformationsdienstleister

CÄ   **C**hef**ä**rztin

MbO   **M**anagement **b**y **O**bjectives, Führungsmethode

OÄ   **O**ber**ä**rztin

ZE   **Z**usatz**e**ntgelte

II. Abbildungsverzeichnis

1 Einleitung

Was uns Menschen wichtig ist, hat Auswirkungen darauf, wie wir unsere Welt erleben und mit ihr umgehen. Das eigene Wertempfinden hat auch Einfluss auf den Führungsstil, der eine Gruppe oder Organisation prägt. Im Rahmen eines Praktikums in einer Berliner Klinik konnte der Autor das Modell von Spiral Dynamics vertiefend kennenlernen und zugleich in beeindruckender Weise praktische Auswirkungen auf den Führungsstil der Klinik und der einzelnen Teams erleben. Hierbei handelt es sich um ein Modell, das Wertesysteme in der menschlichen Bewusstseinsentwicklung beschreibt. Diese werden in Stufen unterteilt und können sowohl auf persönlicher Ebene, der Organisationsentwicklung oder der gesellschaftlichen Entwicklung dargestellt werden.

Ziel dieser Arbeit ist es, das Modell von Spiral Dynamics in Bezug auf die Pflege und speziell die Pflege auf einer Palliativstation anzuwenden. Der Schwerpunkt liegt dabei in der Möglichkeit, ein Führungsinstrument in der Hand zu haben, das individuell auf die Bedürfnisse eines Pflegeteams reagieren kann. Die Arbeit geht der Frage nach, welche Kriterien eines integralen Führungsstils nach Spiral Dynamics für das Führen auf einer Pflegestation hilfreich sein können.

Das Modell von Spiral Dynamics mit Pflege zu verbinden stellt eine Neuerung dar, zu der es bisher kaum deutschsprachige Literatur gibt. Sowohl auf den Suchmaschinen der Bibliothek der Hochschule Osnabrück, von Google, Google Scholar als auch beim Fachinformationsdienstleister BFD finden sich keine Hinweise hierzu. Somit wird die Facharbeit die Literatur über Spiral Dynamics mit der Erfahrung des Autors von Führung auf einer Palliativstation in Beziehung setzen.

Wegen des geringen Umfanges dieser Arbeit kann das Modell nur grob umrissen und mit vielen Vereinfachungen dargestellt werden. Darüber hinaus wird das Thema „Veränderung" und die gesellschaftliche Bedeutung des Modells nicht aufgegriffen. Vielmehr wird es die Dynamik des Führens anhand von Beispielen aus dem Palliativbereich verdeutlichen.

Die Arbeitsweise und Besonderheiten einer Palliativstation sind Inhalte des zweiten Kapitels, da zu dieser Einrichtung immer wieder Bezug genommen wird. Es folgt eine Vorstellung des Spiral Dynamics Modells im anschließenden Kapitel. Nach einer Einführung über die Entstehung und den Hintergrund werden wesentliche Grundprinzipien erklärt. Eine kurze Beschreibung der einzelnen Stufen mit Bezugnahme auf die Pflege konkretisiert das Modell. Der daraus resultierende integrale Führungsstil wird im vierten Kapitel beschrieben.

Ein kurzer Abriss über gängige Führungsstile erleichtert die Einordung dieses Stils. Der Schwerpunkt liegt dabei auf der Führung eines Pflegeteams im stationären palliativen Setting. Die Reflexion des Praxisprojektes „Implementierung von anthroposophischen Wickeln und Auflagen auf einer Palliativstation" folgt im fünften Kapitel. Im Fazit wird abschließend das Modell im Hinblick auf Führungsverhalten auf einer Palliativstation bewertet.

2 Die Palliativstation

Die Beschreibung von Besonderheiten einer Palliativstation ist nicht um Vollständigkeit bemüht, sondern soll lediglich zum besseren Verständnis der Zusammenhänge von palliativer Arbeit und Führungsstil dienen.

Die Palliativstation ist eine autonome stationäre Akuteinrichtung, die einem Krankenhaus angegliedert ist (Clemens et al., 2009). Primäre Aufgabe einer Palliativstation ist die Krisenintervention von unheilbar Kranken und nicht die Begleitung von Patienten in der Sterbephase (Borasio, 2021), die Schwere der Erkrankung bedingt allerdings, dass ein hoher Anteil der Betroffenen tatsächlich auch hier verstirbt. Die Behandlung verfolgt das Ziel, die Patienten mit entsprechender Versorgung wieder nach Hause oder in eine passende Einrichtung zu entlassen (Husebø, Mathis & Klaschik, 2017). Ursache einer Krise können verschiedene körperliche Symptome sein, wie Dyspnoe, Schmerzen, Inappetenz, Fatigue, Delir, Schwäche, aber auch soziale und psychische Dispositionen (Clemens et al., 2009). In der Regel treten mehrere Symptome gleichzeitig auf und müssen individuell behandelt werden.

Um diese Symptomkontrolle zu gewährleisten, arbeitet ein interdisziplinäres Team aus Medizinern, Pflegenden, Psychologen, Physiotherapeuten, Sozialarbeitenden, Seelsorgenden und anderen zusammen (Borasio, 2021). Für die Pflegenden gilt laut Empfehlung der Deutschen Gesellschaft für Palliativmedizin ein höherer Personalschlüssel von 1,4:1 (dgp, 2007). Neben klassischen Behandlungsmethoden kommen auch komplementäre Therapieformen wie Aromatherapie, Musiktherapie, Einreibungen, Klangmassage u.v.m. zum Tragen.

Die Palliativmedizin und -pflege hat den Anspruch, ganzheitlich und bedürfnisorientiert auf die Belange der Patienten zu reagieren, um ein hohes Maß an Lebensqualität zu gewährleisten. Zu dieser systemischen Sichtweise gehört neben einer individuell ausgerichteten Pflege die Einbeziehung von Zu- und Angehörigen (Husebø et al., 2017).

Neben kommunikativen Fähigkeiten und der Auseinandersetzung mit dem Thema Sterben und Tod wird von den Mitarbeitenden ein hohes Maß an Flexibilität und Kompetenz gefordert, um auf die schnellen Veränderungen der Krankheitszustände der Patienten reagieren zu können (Clemens et al., 2009).

3 Das Spiral Dynamics Modell

3.1 Einführung

Der US-amerikanische Psychologieprofessor Clare W. Graves erarbeitete in den 60iger Jahren des vorigen Jahrhunderts die Grundzüge des Modells, das von seinen Schülern Don Beck und Chris Cowan zum Spiral Dynamics Modell weiterentwickelt wurde (Beck & Cowan, 2021). Erst hier erhielt es die Spirale und die Farbcodierung als Darstellungsform.

Das Modell beschreibt, wie Denkmuster und Wertevorstellungen unser Handeln bestimmen (Küstenmacher et al., 2016). Diese lassen sich in Stufen zusammenfassen und stellen sogenannte Bewusstseinsebenen dar (ebd.). Jeder dieser Stufen stellt ein Entwicklungs-schritt dar, nach denen sich Individuen, Organisationen und ganze Gesellschaften entwickeln können. Acht Stufen sind bislang beschrieben, wobei das Modell eine sich entwickelnde neunte Stufe beinhaltet.

Ausgehend von entwicklungsgeschichtlicher Forschung zeigt es zunächst, welche Denkmuster uns in der menschlichen Evolution geprägt haben und wie sich unser Leben daraus gestaltet hat. Diese Denkmuster lassen sich nicht nur gesellschaftlich beobachten, sondern sind Teil unserer persönlichen Entwicklung. Es bietet somit einen Erklärungsansatz, wie unsere Wertvorstellungen unser Handeln prägen und lässt dadurch Zusammenhänge in verschiedensten Bereichen verstehen.

In der Organisationsentwicklung ist dieses Modell oft Teil eines noch umfassenderen Konzeptes, das weitere Elemente menschlicher Bezüge beleuchtet, wie das 4-Quadranten-Modell oder die Typologien (Wilber, 2020), (Enzler et al., 2021).

3.2 Grundprinzipien

Das System stellt Werteebenen dar, die unser Bewusstsein prägen und dementsprechend unser Verhalten beeinflussen. Es geht hierbei nicht um erlerntes Wissen, sondern eine Haltung, mit der ein Inhalt bewertet wird. Somit kann auf eine Situation je nach Bewusstseinsstufe unterschiedlich reagiert werden (Beck & Cowan, 2021).

Jede Stufe stellt die beste Anpassung an eine bestimmte Lebensweise dar, weshalb es prinzipiell keine besseren oder schlechteren Stufen gibt (ebd.). Treten neue Herausforderungen zu Tage, erweisen sich die Denkmuster der jeweiligen Stufe oft nicht mehr als hilfreich, so dass neue Denkweisen auch neue Stufen erschaffen (ebd.).

So ließe sich erklären, dass sich unsere ganze Menschheitsgeschichte nach diesen Stufen entwickelt haben könnte, wir in unserer persönlichen Entwicklung aber ebenso diese Stufen durchlaufen (Küstenmacher et al., 2016). Ähnlich wie bei der biologischen Entwicklung von der befruchteten Eizelle zum Erwachsenen, wo wir im Zeitraffer die Entwicklung des Lebens auf der Erde durchlaufen, erlebt jedes Individuum die Entstehung des Bewusstseins auf der Erde auch in seiner persönlichen Entwicklung (ebd.).

Schon Clare Graves machte die wichtige Entdeckung, dass die Stufen ein Ich-Wir-Pendel durchlaufen (ebd.). Jede Stufe hat ein eigenes Grundthema, dass sich entweder im Individualismus (ICH) oder im Gemeinschaftserleben (WIR) zeigt. Beginnend mit der ersten Ich-Stufe folgt eine Wir-Stufe, der dann wieder eine Ich-Stufe folgt, wobei sich diese anders ausprägt als die vorhergehende. Das Pendel schlägt gewissermaßen hin und her und befindet sich bei jedem Ausschlag auf einer neuen Ebene. Dieser Bewegung folgt das Bild der Spirale, die von Cowan und Beck zur Veranschaulichung entwickelt wurde (Beck & Cowan, 2021).

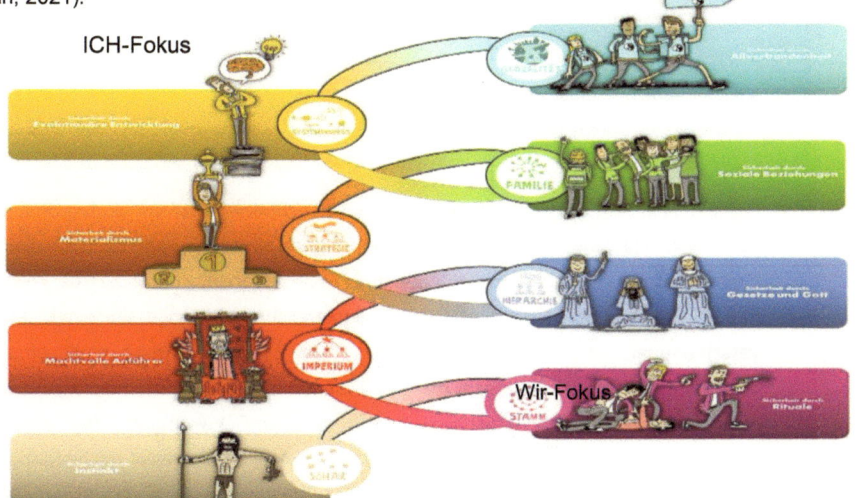

Abd.1   „Ich-Wir-Pendel"   Quelle: https://visualisierungsfuchs.de/blog/spiral-dynamics-prozessvisualisierung

Die Entwicklung zur nächsten Stufe erfolgt geradlinig, d.h. es kann keine Stufe übersprungen werden (Enzler et al., 2021). Erst wenn die Lebensbedingungen mit dem Werteschema der einen Stufe nicht mehr übereinstimmen, folgt die nächste Stufe, wobei es hier auch immer zu einem Ausgleich nach dem Ich-Wir-Pendel kommt. Hat eine Stufe die Individualität stärker in den Vordergrund gestellt, folgt automatisch eine Stufe, wo Gemeinschaft und Zusammengehörigkeit ein wichtiges Thema darstellen.

Auch zeigen sich verschiedene Ausprägungen einer Stufe, je nachdem, ob sie sich in einer Eingangsphase, einem Höhepunkt oder einer Ausgangsphase befindet (Beck & Cowan, 2021). Es gibt Übergänge und Vermischungen. Unterschiedliche Themen charakterisieren sich durch verschiedene Werteebenen und werden in der Literatur oft mit Entwicklungs- linien bezeichnet (Enzler et al., 2021). Diese stellen gewissermaßen einen Fokus dar, in dem sich die einzelnen Werte widerspiegeln. Die folgende Graphik stellt beispielhaft einen Ausschnitt zur Entwicklungslinie „Führungsverhalten" dar.

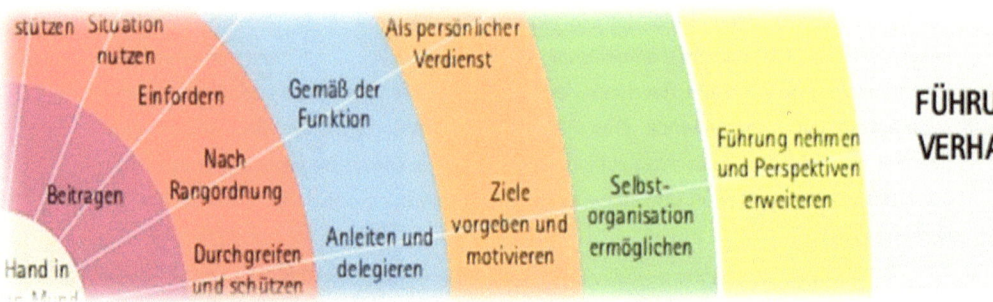

Abd.2 „Ausschnitt Entwicklungslinien"

Quelle: https://i.mu.de/wp-content/uploads/20221/04/integral-New-Pay-Landkarte-NP-V1.0-Stand-April-2021-1.jpg

Befindet sich eine Person etwa persönlich in der Arbeitswelt auf der vierten Stufe, kann sie sich in ihrer spirituellen Grundhaltung auf einer ganz anderen Ebene befinden. Gleiches gilt für die Entwicklungsstufen von Gruppen und Organisationen, wo sich z.B. die Werteebenen für die Themen Umweltschutz und Patientensicherheit innerhalb eines Teams auf verschiedenen Stufen befinden können. Das Thema Führung stellt eine weitere Entwicklungslinie dar, worin sich die Werteebenen unterschiedlich ausprägen können. Im Rahmen dieser Facharbeit wird hierauf ein besonderer Schwerpunkt gelegt. Allen weiteren Differenzierungen wird zur besseren Verständlichkeit nicht weiter nachgegangen. Jede Stufe ist durch eine Farbe gekennzeichnet, die die Orientierung in dem System erleichtern soll. Es folgt nun eine Kurzbeschreibung der einzelnen Stufen, wobei die entwicklungsgeschichtliche Beschreibung der einzelnen Stufen durch Hinweise auf persönliche und gesellschaftliche Entwicklung sowie Beispiele aus dem Palliativbereich begleitet wird. Die Darstellung unten verdeutlicht schemenhaft die Bewusstseinsentwicklung und markiert die einzelnen Stufen mit Schlagwörtern. Die Piktogramme visualisieren die Organisationsstruktur der jeweiligen Stufe.

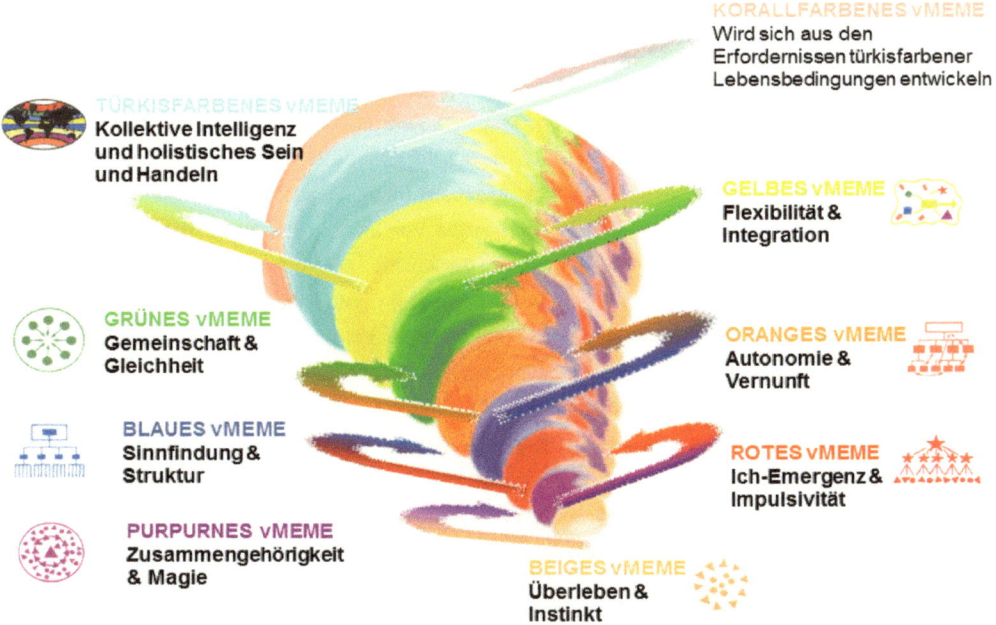

KORALLFARBENES vMEME
Wird sich aus den Erfordernissen türkisfarbener Lebensbedingungen entwickeln

TÜRKISFARBENES vMEME
Kollektive Intelligenz und holistisches Sein und Handeln

GELBES vMEME
Flexibilität & Integration

GRÜNES vMEME
Gemeinschaft & Gleichheit

ORANGES vMEME
Autonomie & Vernunft

BLAUES vMEME
Sinnfindung & Struktur

ROTES vMEME
Ich-Emergenz & Impulsivität

PURPURNES vMEME
Zusammengehörigkeit & Magie

BEIGES vMEME
Überleben & Instinkt

Abd. 3   „Entfaltung der Wertesysteme"   Quelle: https://spiraldynamics-integral.de/wertesysteme

3.3 Stufen

3.3.1 Archaische Stufe des Überlebens – Beige

Auf dieser ersten Stufe ist der Fokus auf das ICH ausgereichtet. Entwicklungsgeschichtlich wird diese Stufe etwa um 100 000 v. Chr. angesetzt und beschreibt eine Gesellschaft, die nur lose miteinander verbunden ist (Enzler et al., 2021). Das Denken ist eher instinktiv gesteuert. Es geht um das Überleben, die existentielle Sorge um Nahrung, Unterkunft und Sicherheit (ebd.). Auf der persönlichen Ebene finden wir diese Stufe im hilflosen Säugling, gesellschaftlich im Obdachlosen, dessen Lebensmittelpunkt sich oft um die basalen Nöte des Überlebens dreht (Küstenmacher et al., 2016). Auf einer Palliativstation haben Pflegende und Ärzte in hohem Maße mit Menschen zu tun, die sich in BEIGE befinden. Der Umgang mit einer tödlich verlaufenden Krankheit, das Sterben und der Tod selber, sind für viele ein Kampf um das Überleben. Symptome wie Schmerz, Luftnot, Nahrungsmangel, aber auch Angst und Kontrollverlust sind tägliche Herausforderungen, denen sich ein

Palliativteam stellen muss. Ebenso stellt die Demenz eine Erkrankung dar, die Betroffene oft in frühe Entwicklungsstufen zurückführt.

3.3.2 Animistische Stufe des Stammes – Purpur

Es folgt eine Stufe, wo der Schwerpunkt zum ersten Mal in der Geschichte auf der Gemeinschaft liegt, dem WIR. Oberster Wert ist die Zugehörigkeit zu einem Stamm, Clan oder einer Familie, die Sicherheit und Geborgenheit vermittelt (Enzler et al., 2021). Ohne sie ist ein Leben unmöglich, ein Ausschluss aus der Gruppe ist mit dem Tod gleichzusetzen. Diese Stufe wird ab ca. 50 000 v. Chr. angesetzt (ebd.). Das Denken ist sehr animistisch geprägt, alles ist beseelt, verzaubert, weil die Vorgänge in der Natur nicht verstanden werden (Beck & Cowan, 2021). Rituale und Gebräuche sollen auf diese Welt einwirken und fördern das Zusammenleben der Gruppe. Die Alten und Ahnen werden verehrt (ebd.). Persönlich befinden wir uns hier auf der Stufe des Kleinkindes, gesellschaftlich im Verhalten der Naturvölker, aber auch im Gruppenerleben von Nachbarschaften. Auch die Ausprägungen dieser Stufe finden sich auf einer Palliativstation reichlich wieder. Am Ende des Lebens sind die engsten Zugehörigen wichtigste Begleitende von Patienten. Hier wird deutlich, wie eingebunden jemand in seinen Beziehungskreis ist. Die Auseinandersetzung mit dem Sterben bringt bei vielen den Bezug zu den eigenen Vorfahren wieder. Glaubensvorstellungen und mystisches Erleben werden offenbar und das Vollziehen von Riten sowohl in der Krankheitsphase und besonders nach dem Tode nimmt einen großen Raum ein.

3.3.3 Egozentrische Stufe der Macht – Rot

Ab etwa 10 000 v. Chr. entstanden die ersten Imperien der Menschheitsgeschichte. Die Bevölkerung wird in Herrschende und Beherrschte unterteilt (Enzler et al., 2021). Der Fokus dieser Stufe liegt hier wieder auf dem ICH, jedoch in einer neuen Qualität, nämlich in der Ausweitung des eigenen Machtbereiches. In der Persönlichkeitsentwicklung nimmt die Autonomiephase im Alter zwischen zwei und vier Jahren einen wichtigen Platz ein, wo das Individuum das erste Mal ein eigenes Ich-Erleben entwickelt und ausprobiert (Küstenmacher et al., 2016). Im Bandenbewusstsein und bei totalitären Regimes finden wir heute diese Strukturen wieder (Enzler et al., 2021), aber auch in patriarchalisch geführten Familienunternehmen. Auf dieser Stufe werden persönliche Energien freigesetzt (Beck & Cowan, 2021). Auf einer Palliativstation wird dies deutlich, wenn Patienten eine Krankheit zum Zweck nutzen, um Kontrolle über ihre Umgebung auszuüben. Das Leid des Betroffenen führt dann dazu, dass Angehörige aber auch medizinisches und pflegerisches

Personal versuchen, unentwegt die Bedürfnisse zu befriedigen und dabei sich selbst aus dem Blick verlieren. Das Gegenteil ist dann der Fall, wenn schwer Kranke ihren Willen ganz aufgeben und sich nur noch vom Willen der Angehörigen beherrschen lassen. Auch hier ist dann das Feld in Starke und Schwache aufgeteilt.

3.3.4 Absolutistische Stufe der Ordnung – Blau

Seit etwa 5000 Jahren sprechen wir von der nächsten Stufe, die wieder vom WIR geprägt ist und Regeln und Ordnung in die Welt bringt. Recht und Gesetz, die Trennung zwischen „Gut und Böse" sind maßgebliche Prinzipien des BLAU (Enzler et al., 2021). Pflichterfüllung und Gehorsam geben Sicherheit in einer Welt, die vorher maßgeblich von Willkür beherrscht wurden. In der persönlichen Entwicklung ist dies die Phase des Kindes, welches lernt, sich den Regeln der Gesellschaft anzupassen. Diese Stufe ist geprägt von Hierarchie und Bürokratie und findet sich in den Strukturen von Kirchen, Ämtern und Großkonzern wieder. Standards und Regeln auf Pflegestationen manifestieren ebenfalls BLAUE Werte, sie geben den Mitarbeitenden Sicherheit für ihr Handeln. Für die Patienten auf einer Palliativstation ist es ebenfalls unerlässlich, ihnen durch Aufklärung und Gespräche in dieser unsicheren Situation ein Stück Halt und Geborgenheit zu vermitteln. Feste Abläufe spiegeln neben der Individualität der Pflege ein Stück Normalität des Alltags wider.

3.3.5 Rationale Stufe der Erkenntnis – Orange

Während BLAU zwar Struktur und Sicherheit vermittelt, wird das schöpferische Streben des Einzelnen weniger beachtet. Diesen Mangel gleicht die nächste Stufe ORANGE aus, die vor ca. 650 Jahren beginnt. Das Zeitalter der Aufklärung stellt einen Meilenstein dieser Ebene dar (Enzler et al., 2021). Hier ist das Forschen nach Erkenntnis und das Streben nach Erfolg maßgeblicher Faktor (ebd.). Der Fokus liegt auf dem ICH. Die Verbesserung der Wissenschaft und Technik führen schließlich zur Industrialisierung und das Streben nach Autonomie und Unabhängigkeit hinterlässt Spuren in den Geschichtsbüchern (Beck & Cowan, 2021). Auf der persönlichen Ebene stellt die Pubertät einen wichtigen Zeitpunkt dar, wo der Jugendliche aus der Ordnung des Elternhauses heraus nach Selbständigkeit strebt. In unserer Zeit sind marktwirtschaftlich orientierte Unternehmen Ausdruck dieser Stufe. Auf einer Palliativstation wie auch auf anderen Pflegestationen ist das Streben nach neuen Behandlungsmethoden und Verbesserungen der Pflege und Medizin ein Kennzeichen von ORANGE. Immer neue Modelle von Pflege, Organisationsstruktur und Dokumentation steigern die Effektivität des Unternehmens.

3.3.6 Relativistische Stufe der Gemeinschaft – Grün

Der Fokus des GRÜN liegt wieder auf dem WIR. Während die vorherige Stufe durch die Betonung des individuellen Erfolgsstrebens zwischenmenschliche Beziehungen vernachlässigt, liegt hier ein besonderes Augenmerk auf die Verbundenheit untereinander. Entwicklungsgeschichtlich beginnt diese Ebene vor 150 Jahren und ist durch die Schaffung gleichberechtigter Gesellschaften geprägt. Nachhaltigkeit, flache Hierarchien mit Konsensentscheidungen und wertschätzende Kommunikation kennzeichnen Organisationen, deren Werte auf dieser Ebenen angesiedelt sind (Enzler et al., 2021). Soziale Netzwerke, Gefühle und Fürsorge lösen eher kalte Rationalität ab (Beck & Cowan, 2021). Auf der persönlichen Ebene befinden sich hier diejenigen, wo das Streben nach Erfolg und Reichtum durch Suche nach Sinnhaftigkeit und Gemeinschaft den Wertehorizont bildet (Kuhlmann & Horn, 2016). Auf einer Palliativstation ist diese Ebene dort zu finden, wo mit Empathie, fürsorglicher Zuwendung und Mitgefühl den Patienten und Angehörigen begegnet wird und wo die Sinnsuche einen wichtigen Aspekt für die Patienten am Lebensende darstellt. Teams sind hier um ein ehrliches Miteinander bemüht, die Kommunikation vollzieht sich eher auf Augenhöhe.

3.3.7 Integrale Stufe der Komplexität – Gelb

Während alle vorhergehenden Werteebenen eher für sich stehen und untereinander konkurrieren, tritt mit GELB eine Stufe in Kraft, die eine neue Qualität aufweist. Ab hier werden die Stufen der 2. Ordnung zugeteilt. Sie bildet alle vorherigen Stufen in einer neuen Weise ab, so wie ein Musikstück, das in einer neuen Tonart vorgebracht wird (Beck & Cowan, 2021). Umfassende und vernetzte Perspektiven auf unsere Welt und das Vermögen, die verschiedenen Dimensionen des Denkens und Handelns miteinander zu integrieren, sind Ausdrucksformen von GELB. Diese Stufe wird erst seit ca. 60 Jahren gesehen und ist von einem hohen Maß an Flexibilität und Spontaneität geprägt (ebd.). In der individuellen Entwicklung beschreibt es die Menschen, die Komplexität des Lebens wahrnehmen und Paradoxien aushalten können (Kuhlmann & Horn, 2016). Alle Ebenen der Bewusstseinsentwicklung werden gleichberechtigt wahrgenommen, stellen aber keinen besseren oder schlechteren Wert dar (ebd.). Es ist lediglich die beste Anpassung an entsprechende Umweltbedingungen. Wenn im palliativen Bereich Menschen ihre Situation trotz Widersprüche in ihren Gefühlen und Erleben annehmen können, wird GELBES Denken sichtbar. Auch das hohe Maß an Flexibilität, mit welchem die Mitarbeitenden einer Palliativstation auf die schnellen Veränderungen von Patienten reagieren müssen, macht GELBES Werteverständnis deutlich.

3.3.8 Holistische Stufe der Globalität – Türkis

Ein Holon stellt ein System dar, in dem das kleinste Teil gleichzeitig das Ganze abbildet (Beck & Cowan, 2021). Eine Zelle ist für sich betrachtet eine Einheit, gleichzeitig ist sie aber auch Teil eines größeren Ganzen, eines Organs. Insofern geht es in dieser Stufe um das Begreifen, Teil eines größeren Ganzen zu sein, mit dem jeder verbunden ist. Der Fokus liegt wieder auf dem WIR, wenn vom „globalen Dorf" gesprochen wird und zunehmende Globalisierung die Vernetzung und Abhängigkeit voneinander deutlich macht. Da diese Stufe recht neu ist, sind bislang nur Spuren sichtbar, etwa im vernetzten Denken. Die großen Probleme der Welt können nicht von einzelnen gelöst werden, sondern vom kollektiven Bewusstsein von Gruppen und Gemeinschaften (Kuhlmann & Horn, 2016). Für eine Palliativstation wäre hier vernetztes Denken innerhalb und außerhalb des Krankenhauses denkbar.

Die Bewusstseinsentwicklung endet nicht mit TÜRKIS, sondern schreitet voran, dessen Ausprägung noch nicht sichtbar ist, aber schon mit der Farbe KORALLE beschrieben wird.

4 Führungsstil nach Spiral Dynamics

4.1 Einordnung der Führungsstile

Die Art und Weise, wie eine Führungskraft die Mitarbeitenden lenkt, wird als Führungsstil bezeichnet (Ueberschaer, 2014). Zur besseren Einordnung des integralen Ansatzes folgt nun ein kurzer Überblick über gängige Stiltheorien. Aufgrund der Komplexität dieses Themas kann es sich hier nur um eine grobe Beschreibung ohne nähere Differenzierung handeln.

Der Verhaltensansatz beschreibt, wie das Führungsverhalten auf die Mitarbeitenden wirkt (ebd.). Dazu hat Lewin eines der klassischen Führungsstiltypologien entwickelt, der den autokratischen, demokratischen und laissez-fairen Stil unterscheidet (Glöckler & Maul, 2010). Im autokratischen Stil liegen alle Entscheidungen alleine bei der Führungskraft, sie übt durch Befehle Macht auf die Untergebenen aus, im demokratischen oder kooperativen Stil werden die Mitarbeitenden in Entscheidungen mit einbezogen und im laissez-fairen Stil wird gar nicht geführt (Ueberschaer, 2014). Ebenfalls zum Verhaltensansatz zählt ein zweidimensionales Modell, dass zwischen aufgabenorientiertem und beziehungsorientiertem Verhalten differenziert (ebd.). Von diesem Modell gibt es verschiedene Abwandlungen. Gemeinsam ist diesen Stilen, dass sie nur die Sicht der Führungskraft im Blick haben, nicht aber strukturelle Einflüsse und die Geführten (ebd.). Auch werden Werte und Haltungen von Führenden wie Mitarbeitenden nicht berücksichtigt (Kuhlmann & Horn, 2016).

Der situative Ansatz lenkt den Blick auf die Umgebungsfaktoren und die Mitarbeitenden. Hier werden verschiedene Modelle beschrieben. Das Modell von Hersey und Blanchard gehört zu den bekanntesten und kombiniert das aufgabenbezogene und beziehungs-bezogene Verhalten der Führungskraft mit den Fähigkeiten und Motivationen von Mitarbeitenden (Ueberschaer, 2014). In Abhängigkeit zu diesen Reifegraden der Mitarbeitenden ergeben sich dann vier Führungsstile: der diktierende, der argumentierende, der partizipierende und der delegierende Stil (Pellny, Schmelcher & Beinlich, 2014). Letztlich sind dies jedoch nur Modifikationen des autoritären, kooperativen und laissez-fairen Stils. Allen situativen Ansätzen ist jedoch gemein, dass Führung nicht allein von der Führungskraft abhängt, sondern flexibel den strukturellen und personellen Bedingungen angepasst werden muss.

Neuere Ansätze gehen viel stärker von einer wechselseitigen Beeinflussung von Führen-den und Geführten aus (Ueberschaer, 2014). Führung ist ein Prozess der Interaktion (ebd.). Hier sind z.B. der systemische, transformative und psychodynamische Stil zu nennen (ebd.).

Mit der Bezeichnung „Management-by-Techniken" werden außerdem eine Reihe weiterer Stile bezeichnet, deren Ansätze einen speziellen Fokus aufweisen. Der bekannteste ist der Management by Objectives – Ansatz (MbO), der eine Zielvereinbarung mit den Mitarbeiten-den fordert (Stroebe, 2007). Allen Ansätzen ist jedoch gemein, dass sie für sich betrachtet nur einen Teilaspekt der Führung abdecken (ebd.).

4.2 Der integrale Führungsstil

Integral bedeutet im Zusammenhang mit Führungsstilen, dass verschiedene Disziplinen unterschiedlicher Wissenschaften zusammengeführt werden, so z. B. aus den Bereichen der Entwicklungspsychologie, Evolutionsbiologie und der Anthropologie. Sie werden als Teile eines Systems gesehen, welche miteinander in Beziehung stehen und sich miteinander verbinden lassen (Kuhlmann & Horn, 2016). Diese Zusammenschau unterschiedlicher Disziplinen stellt somit ein Prinzip dar, unsere Welt aus den verschiedensten Blickwinkeln umfassend und ganzheitlich zu beleuchten (Wilber, 2020).

Nach Ken Wilber, einem US-amerikanischen Autor und Philosophen, wird dieses Konzept der Zusammenschau mit AQAL bezeichnet und schließt viele wissenschaftlich erforschte Methoden und Konzepte mit ein (Kuhlmann & Horn, 2016). Wilber beschreibt 5 Kategorien, anhand derer die unterschiedlichsten Bereiche des Lebens dargestellt werden können (ebd.). Dazu zählen 1. Quadranten, 2. Entwicklungsstufen, 3. Entwicklungslinien, 4. Zustände und 5. Typen (ebd.). Das Modell von Spiral Dynamics stellt einen Teilaspekt aus den Entwicklungsstufen dieses Konzeptes dar. Das Führungsverhalten mit Hilfe des Spiral Dynamics Modells zu betrachten bildet also nur einen Ausschnitt von integraler Führung ab. Der kurze Umfang dieser Arbeit lässt hier nur den Blick auf das Stufenmodell zu. Dies hat den Vorteil, dass das komplexe Thema differenziert im Hinblick auf Führungsarbeit auf einer Palliativstation betrachtet werden kann.

Der integrale Führungsstil versucht, die Perspektive zu erweitern, indem die Führungskraft, die Mitarbeitenden und die Umgebungsfaktoren berücksichtigt werden. Dabei geht der Ansatz von Spiral Dynamics davon aus, dass es nicht die eine ideale Form der Führung gibt. Es kommt eher darauf an, die richtige Passung der Führung mit den Geführten und dem Team zu gewährleisten (Enzler et al., 2021). Auch das Verhältnis der eigenen Führungspersönlichkeit zum Idealbild von Führung muss passen (ebd.). Unterschiedliche Führungsstile können dabei helfen, ganzheitlich zu führen. „Dabei sollte Führung sich an den individuellen Bedürfnissen der Menschen und dem Sinn der Organisation orientieren" (Enzler et al., 2021, S.182).

4.3 Stufenabhängiges Führungsverhalten

In den folgenden Ausführungen werden die wichtigsten Stufen von Spiral Dynamics im Hinblick auf das Führungsverhalten - einer Entwicklungslinie - beschrieben.

4.3.1 Rot – der entschiedene Boss

Bei einer gesunden Führung auf ROT ist der Macher am Werk (Enzler et al., 2021). Mit Kraft und Elan setzt sich die Führungskraft für die Durchsetzung des Zieles ein (ebd.). Konflikte werden nicht gescheut, die Position wird dafür genutzt aufzuzeigen, was getan werden soll (ebd.). Dabei trifft die Führungskraft in ROT alleine die Entscheidung, ohne andere mit einzubeziehen; sie steht aber auch für die Konsequenzen gerade (ebd.). Gerade in Zeiten von Unsicherheit und Krisen bietet diese Haltung den Mitarbeitenden Stabilität und Sicherheit (Beck & Cowan, 2021). Sie können sich an der Führungskraft orientieren und ihr Verhalten danach ausrichten. Von der Führungskraft selber wird Selbstvertrauen verlangt. Eine gute Führung in ROT kann Menschen bewegen, in Richtung der vorgegebenen Vision zu streben (Enzler et al., 2021). Eine charismatische Führung kann sogar intuitiv dazu beitragen, dass die Mitarbeitenden eine hohe Motivation zeigen, dem Beispiel zu folgen.

Befehle und Anordnungen kennzeichnen diese Ebene in ihrem Kommunikationsverhalten, die Struktur der Organisation oder Gruppe ist hierarchisch ausgeprägt mit wenigen „Unterbossen", die häufig in starker Konkurrenz zueinanderstehen (ebd.).

Ist ROTES Führungsverhalten gefordert und zeigt die Führungskraft davon zu wenig, kann dies zur Verunsicherung der Gruppe führen (Enzler et al., 2021). Es ist dann nicht klar, wohin der Weg führt, weil sich die Führungskraft zu sehr heraushält und auch keine Verantwortung übernimmt. Die Folge ist dann eine Zersplitterung der Mitarbeitenden, die Arbeit wird nicht mehr effizient erledigt.

Ist das dominante Verhalten zu stark ausgeprägt, führt dies im Gegenzug dazu, dass es häufig nicht mehr darum geht, *was* die beste Lösung ist, sondern *wer* das Sagen hat. Die Führungskraft ist dann nur noch bestrebt, Macht und Kontrolle zu erhalten und diese auszuweiten (Beck & Cowan, 2021). Die egozentrischen Bedürfnisse der Leitung haben oberste Priorität und werden von den Untergebenen erfüllt. Die Autorität des Chefs ist maßgeblich, Regeln und Ordnungen stehen hintenan (ebd.). Dies erzeugt den Eindruck von eher willkürlicher Führung.

Da ROTEM Führungsverhalten gerade in Zeiten von Unsicherheit und Krisen eine wichtige Funktion zukommt, ist dies auf einer Palliativstation dann wichtig, wenn Notsituationen bei Patienten auftauchen wie Luftnot, starke Blutungen, heftiges Erbrechen oder unerwartetes Versterben. Auch wenn viele dieser Ereignisse oft erwartbar sind, bedeuten sie für alle Beteiligen eine Ausnahmesituation. Tritt eine starke Tumorblutung auf, die nicht zu stoppen ist, verlangt es ein beherztes Eingreifen mit klaren Anordnungen der Führung, wobei dies auch die zuständige Pflegekraft sein kann. Dem Patienten, den Angehörigen und dem Team wird dadurch Sicherheit und Stabilität vermittelt. Ein roter Führungsstil führt hierbei zu schnellen und zügigen Reaktionen.

Weitere Situationen, die einen ROTEN Führungsstil verlangen, sind Krisen innerhalb eines Teams, wenn unterschiedliche Wertvorstellungen verschiedene Verhaltensweisen bedingen. Die Besuchsregelungen der Coronazeit haben das Pflegeteam oft vor schwierigen Entscheidungen gestellt. Folgt man eher der Linie, eine klare Begrenzung der Besucherzahl für jeden Patienten zu haben (BLAUES Regeldenken), oder nutzt man die Möglichkeit der individuellen Entscheidung, um Patienten und Angehörigen gute letzte Begegnungen zu verschaffen (GRÜNES Mitgefühl)? Wenn die Zeit keine Lösungsfindung zulässt, ist entschiedenes ROTES Auftreten der Führung angesagt. Die Entscheidung sollte dann aber noch einmal im Nachhinein im Team reflektiert werden.

4.3.2 Blau - die gerechte Autorität

Eine gelungene Führung in BLAU ist durch klare Strukturen und Regeln geprägt, sie gibt allen Mitarbeitenden Sicherheit und eine eindeutige Richtlinie, was wie getan werden soll (Enzler et al., 2021). Die Struktur ist klar hierarchisch ausgeprägt (Kuhlmann & Horn, 2016), so dass jeder seinen festen Platz im System hat. Die Zuständigkeiten sind geregelt. Diese Eindeutigkeit schafft klare Vorteile in Organisationen und Teams, wo Routinen feste und stabile Abläufe benötigen. Die Führung verteilt dabei klar abgegrenzte Aufgaben, deren Durchführung die Mitarbeitenden zu verantworten haben (Enzler et al., 2021). Die Prozesse laufen nach einer festgelegten Ordnung ab und erzeugen so ein sicheres Arbeitsumfeld (ebd.). Auf diese Weise wird auch die Qualität gesichert und Standards gehalten. Die katholische Kirche beispielsweise unterliegt als weitgehend BLAUE Organisation einem blauen Führungsstil, klare Regeln und Gebote bestimmen das Leben, deren Einhaltung von der kirchlichen Autorität eingefordert wird (Küstenmacher et al., 2016).

Die Kultur in diesen von Ordnung geprägten Teams ist von Zugehörigkeit und Loyalität geprägt, wobei die Kommunikationsstrukturen sehr formell sind und klar hierarchisch von oben nach unten laufen (Kuhlmann & Horn, 2016).

Nimmt eine Führungskraft in einem BLAUEN Team ihre Autorität nicht wahr, so führt dies zur Verunsicherung der Mitarbeitenden. Es fehlt die feste Ordnung, nach der orientiert werden kann (Enzler et al., 2021). Es entsteht ein Gefühl der chaotischen Führung und dass die Leitung nicht wirklich greifbar ist (ebd.).

Ist der BLAUE Führungsstil allerdings zu stark ausgeprägt, macht sich dies in einer Form von Perfektionismus und Kontrollsucht bemerkbar (ebd.). Es wird darauf geachtet, Regeln und Vorschriften akribisch zu befolgen, ohne die Intention hinter dieser Ordnung zu sehen. Schließlich geht es nur noch darum zu tun, was Recht und Pflicht ist (Beck & Cowan, 2021), die eigentliche Aufgabe gerät dann aus dem Blick. In dieser Form grenzt es die Freiheit des Einzelnen stark ein, so dass Flexibilität und Spontaneität kaum noch gegeben sind.

Der pflegerische Alltag und somit auch die Arbeit auf einer Palliativstation ist stark von Standards und festen Abläufen geprägt. Diese Routine ermöglicht es, effizient Alltags-arbeiten zu erledigen. Die Einhaltung der Standards und Regeln obliegt der Kontrolle der Führungskraft und ist Ausdruck einer Qualitätssicherung, während es den Pflegenden gleichzeitig ein sicheres Arbeitsumfeld eröffnet. Auf einer Palliativstation ist es darüber hinaus aber wichtig, dem Patienten genügend individuellen Freiraum einzuräumen. Jede Pflegekraft hat ihren speziellen Schwerpunkt in ihrer Arbeit und spricht dadurch wieder spezifisch bestimmte Patienten an. Ist die personenbezogene Pflege zu ausgeprägt, sollte im Team abgewogen werden, welche Standards beibehalten werden, und wo der Schwerpunkt mehr auf die individuellen Bedürfnisse des Patienten gelegt wird. Dies ist regelmäßig der Fall, wenn über den Stellenwert der Körperpflege diskutiert wird. Für neue Mitarbeitende stellen Standards und feste Regeln wichtige Orientierungspunkte dar, um sich eine routinierte Arbeitsweise anzueignen; es ist auch klar, an wen sich bei Fragen zu wenden ist.

Ein weiteres Beispiel für BLAUES Verhalten auf einer Palliativstation stellen Rituale dar. Auch wenn die Inhalte eher der PURPURNEN Stufe zuzuordnen sind, bilden die Handlungen an sich ein festes Ordnungsschema, dass für BLAUE Struktur steht. Insbesondere Abschiedsrituale geben sowohl den Angehörigen wie auch den Pflegenden, Ärzten und Therapeuten ein wenig Sicherheit in einer neuen unsicheren Situation. Auch hier ist die Führungskraft Garant für die Durchführung dieser Rituale. Ihnen muss in einem oft hektischen Arbeitsalltag der richtige Stellenwert und die Zeit eingeräumt werden.

4.3.3 Orange – der rationale Stratege

Mit zunehmender Komplexität von Teams und Organisationen greift BLAUES Führungs-verhalten immer weniger, weil neue unterschiedliche Werte nicht mehr in ein einfaches Regelwerk zu kleiden sind. Dies ist in einer pluralen Gesellschaft zunehmend der Fall, wo Flexibilität für neue Arbeitsweisen erforderlich ist (Enzler et al., 2021). Da Leistung und Erfolg auf dieser Werteebene wichtige Prinzipien bilden, steht für die Führungskraft auch das Fordern und Fördern der Mitarbeitenden zur Erfolgsmaximierung im Mittelpunkt (ebd.). Dies zu erkennen, wo das Potential der Mitarbeitenden liegt, ist wesentlicher Bestandteil der Führungsaufgabe. Die Kreativität der Mitarbeitenden wird gefördert und neue Erkenntnisse aus Wissenschaft und Technik halten Einzug. Der Führungsstil ist dabei stark von Delegation geprägt, so dass Eigenverantwortung der Betroffenen gestärkt wird (Kuhlmann & Horn, 2016). Die Entscheidungen an sich werden dagegen streng top-down getroffen, die Mitarbeitenden nur bedingt einbezogen (ebd.). Die Struktur ist nach wie vor hierarchisch, allerdings nicht mehr so starr ausgeprägt, Projektgruppen und Stabstellen lockern die Ebenen auf (ebd.).

Die ORANGE Kultur ist von Leistungs- und Erfolgsdenken geprägt, sie bringt viele Neuerungen zu Tage, permanenter Druck stellt für Teams und Organisationen aber auch eine enorme Herausforderung dar. (Kuhlmann & Horn, 2016). Die Kommunikation ist eher sachlich und aufgabenorientiert ausgerichtet, wobei Empfehlungen von unten nach oben durchaus wahrgenommen werden (ebd.).

Ist ORANGER Führungsstil nur gering ausgeprägt, erfolgt zu wenig Anpassung an eine wettbewerbsorientierte Leistungsgesellschaft (ebd.). Neue Strategien und Denkmuster sind wichtig, um nach marktwirtschaftlichen Kriterien bestehen zu können.

Wettbewerbs- und Leistungsdenken kann auf der anderen Seite dazu führen, dass Stress und Burn-out-Symptomatik unter den Mitarbeitenden zunimmt (Enzler et al., 2021). Bei der Umsetzung der Aufgaben genießen die Betroffenen zwar Freiheit, dennoch ist alles auf Erfolg ausgerichtet. Die Menschen sind zwangsläufig zweitrangig (Beck & Cowan, 2021). Der permanente Leistungsanspruch kann bei vielen zu Überforderung führen (Enzler et al., 2021). Feste Strukturen werden hier immer mehr verlassen und fordern von Mitarbeitenden ein hohes Maß an Flexibilität, was je Persönlichkeit und Alter für manche eine Herausforderung darstellt.

Wesentliche Aufgabe einer Führungskraft in ORANGE ist es, das Potential der Mitarbeitenden zu fördern. Für einen Teil der Mitarbeitenden stellt die Palliativstation ein Arbeitsfeld nach diversen Berufsjahren in anderen Bereichen dar, so dass es hier gilt, die Erfahrungen und Ressourcen zu nutzen. Es erhöht nicht nur die Möglichkeit an Behandlungsweisen für Patienten, sondern führt auch zu mehr Mitarbeiterzufriedenheit, wenn Fähigkeiten und Fertigkeiten weiter genutzt und ausgebaut werden können. Wenn junge Mitarbeitende sich hingegen das herausfordernde Arbeiten mit Sterbenden und Schwerstkranken zutrauen, sind sie meist von einer hohen intrinsischen Motivation angetrieben. Die Führungsaufgabe besteht darin, ihre Fähigkeiten zu entdecken und weiterzuentwickeln.

ORANGES Führungsverhalten ist grundsätzlich Neuerungen offen, weil es bedeutet, in einer sich stark verändernden Umgebung wettbewerbsfähig zu sein. Auch eine Palliativstation muss sich immer neuen digitalen Standards, neuen Behandlungsmethoden und Aufgabenbereichen stellen. Der Vorbildfunktion der Führungskraft kommt hierbei eine wesentliche Aufgabe zu, wobei gleichzeitig ein gutes Augenmerk auf die Mitarbeitenden gelenkt werden muss, die sich hiervon überfordert fühlen. Ausfallkonzepte, die der Personalknappheit im Gesundheitswesen begegnen sollen, verlangen Pflegenden oft ein gewisses Maß an Flexibilität ab und das Zutrauen, sich auf neue Aufgaben einzulassen. Nicht alle Mitarbeitende fühlen sich dem gewachsen.

4.3.4 Grün – der fürsorgliche Begleiter

Zunehmende Leistungsorientierung führt auf der ORANGEN Stufe dazu, dass sich Mitarbeitende überfordert und nicht gesehen bzw. gehört fühlen. Sie fühlen sich ausgepowert und ziehen sich in ihr Privatleben zurück (Kuhlmann & Horn, 2016). Der GRÜNE Führungsstil ist von Mitbestimmung und Mitarbeit an den Aufgaben geprägt (Enzler et al., 2021). Zwar kann auch hier noch Hierarchie vorhanden sein, die Mitarbeitenden erleben aber die Führung auf Augenhöhe (ebd.). In dieser formellen Ungleichheit wird die flache Hierarchie in informeller Gleichheit sichtbar. Leistung ist immer noch ein wichtiger Motor, die Mitarbeitenden stehen aber jetzt mit ihren Bedürfnissen, Fähigkeiten und Schwächen im Mittelpunkt. Die Führungskraft wird immer mehr zu einem Begleitenden, der die Erwartungen und Bedürfnisse seiner Mitarbeitenden wahrnimmt und ihnen hilft, sich zu entwickeln. Dabei ist die Grundhaltung, dass die Lösung in der Person selber liegt (ebd.). Die Führung wird jetzt an ihrer Kompetenz und nicht mehr an ihrer Position gemessen. Ziel der Führungskraft ist es hier, eine gemeinschaftliche Kultur zu schaffen, wo das Arbeiten auf Augenhöhe zu einer lebendigen, offenen und wertschätzenden Kommunikation beiträgt (ebd.). Jedes Mitglied ist als Person wichtig und kann sich ins Team einbringen.

Die Prozesse in einem GRÜNEN Team sind flexibel gestaltet, da die Mitarbeitenden große Umsichtigkeit beweisen und sich aufeinander abstimmen (Kuhlmann & Horn, 2016). Flexible Arbeitszeitmodelle und eine offene Urlaubsplanung sind in solchen Teams gut möglich. Gleichheit und die Gemeinschaft haben hierbei einen hohen Wert, wobei Diversität als Ressource und nicht als Schwierigkeit gesehen wird. Verschiedene Meinungen und Werteorientierungen werden als Bereicherung für die Gruppe angesehen. Empowerment stellt ein wichtiges Führungsverhalten dar und soll diejenigen, die von Entscheidungen betroffen sind, stärken, auch selber Entscheidungen zu treffen (ebd.). Ansonsten vertritt die Führungspersonen einen kooperativen und partizipativen Führungsstil, der die Meinungen der Mitarbeitenden in den Entscheidungsprozess mit einbezieht.

Wenn Führungskräfte zu wenig GRÜNEN Führungsstil aufweisen, zeigt sich dies oft an einem wenig einfühlsamen Verhalten. Auch sich selbst gegenüber achten sie zu wenig auf ihre Bedürfnisse und Gefühle. Ständiges Rechtfertigen ist dann Ausdruck von Unsicherheit (ebd.).

Eine Überbetonung von GRÜNEM Führungsstil kann dagegen dazu führen, dass die eigentliche Aufgabe aus dem Blick verloren wird. Viele Diskussionen über zwischenmenschliche Belange lassen dann keinen Raum für Produktivität (ebd.).

Außerdem kann die Betonung auf das Gemeinschaftserleben dazu führen, dass die Bedürfnisse des Einzelnen zu kurz kommen.

Wesentliches Merkmal einer Palliativstation ist das Arbeiten in interdisziplinären Teams. Die Probleme der Patienten sind oft vielschichtig, so dass eine ganzheitliche Behandlung aus verschiedenen Blickwinkeln betrachtet werden muss. Medizinische, pflegerische, psychologische, therapeutische und sozialarbeiterische Fachexpertise dient dazu, die vielfältigen Bedürfnisse zu befriedigen. Die unterschiedlichen Sichtweisen können dabei einen umfassenden Blick auf den Patienten eröffnen und Synergieeffekte ermöglichen. Sie sind gleichzeitig aber auch eine Herausforderung, der mit einer zugewandten und aufgeschlossenen Gesprächskultur begegnet werden muss. Strukturen wie inter-disziplinäre Teambesprechung, Fall-, Visiten-, und Übergabebesprechungen dienen dazu, in der Zusammenarbeit Absprachen zu treffen. Aus GRÜNER Sichtweise vollzieht sich hier eine Kommunikation auf Augenhöhe. Diesen Austausch zu fördern ist eine wesentliche Führungsaufgabe. Der Pflege als Berufsgruppe kommt wegen ihrer ständigen Präsenz die Bedeutung zu, als Bindeglied zwischen den einzelnen Berufsgruppen und den Patienten zu fungieren.

Weitere Möglichkeiten, Mitbestimmung der Mitarbeitenden zu forcieren sind in der Urlaubs- und Dienstplangestaltung gegeben. Angewendete GRÜNE Führung bedeutet hier, jene Methoden zu wählen, die den eigenen Bedürfnissen der Mitarbeitenden Raum geben. Wunschpläne in ihrer unterschiedlichen Ausgestaltung bieten dazu Hilfe, auch das anschließende Ringen um die passende Besetzung ist Teil des Gruppenprozesses und sollte nur in letzter Instanz als ROTE Anordnung getroffen werden. In einem Team, in dem Mitarbeit und Mitbestimmung zur GRÜNEN Teamkultur zählen, ist auch das Verant-wortungsbewusstsein größer, Entscheidungen mitzutragen. Da sich die Mitarbeitenden mit ihren Bedürfnissen und auch Fähigkeiten einbringen können, steigt hierbei auch die Arbeitszufriedenheit.

4.3.5 Gelb – der integrative Partner

Integrale Führung gestaltet sich mit dem Blick aus der GELBEN und TÜRKISEN Stufe. GELB ist die erste Stufe der 2. Ordnung, die dadurch gekennzeichnet ist, Komplexität zu sehen. In dieser Stufe kann die Führungskraft die gelungenen Aspekte aus vorherigen Stufen in das Verhalten integrieren (Enzler et al., 2021). Mit Blick auf die Mitarbeitenden, das Team, die Organisation werden die besonderen Stärken je nach Situation positiv eingesetzt (ebd.). Es beinhaltet auch die Fähigkeit, einschätzen zu können, wann welches Führungsverhalten für den betreffenden Kontext passend ist (ebd.).

Die Teams sind weitgehend selbstorganisierend, so wie es z.B. im niederländischen Buurtzorg-Pflegemodell gelebt wird. In diesen autark organisierten Pflegeteams werden die unterschiedlichsten Arten von Aufgaben aus dem Team selber übernommen (Hegedüs et al., 2022). Die Studie „Chancen und Herausforderungen für häusliche Pflegedienste bei der Umsetzung des Buurtzorg-Modells in der Schweiz: Ergebnisse einer explorativen Fallstudie" zeigt, dass gleichzeitig die Arbeitszufriedenheit unter den Mitarbeitenden sehr hoch ist (ebd.). Eine Hierarchie gibt es in einer reinen gelben Organisation nicht mehr, die Vorgesetztenfunktion ist temporär und wird nach den Kompetenzen besetzt (Kuhlmann & Horn, 2016). Der GELBE Führungsstil besteht darin, keine Vorgaben mehr zu machen, sondern sehr stark die Prinzipen der Organisation zu leben und sich auf die Ziele der Organisation auszurichten (Enzler et al., 2021). Die Handlungen des Teams werden dabei mit den Aufgaben der Organisation abgeglichen, kommt es hierbei zu Abweichungen, ist es Aufgabe der Führungskraft, das Team darauf aufmerksam zu machen (ebd.).

Der beständige Wandlungsprozess der Welt führt auch bei Organisationen und Menschen zu einer immerwährenden Veränderung, der mit großer Flexibilität begegnet wird (Kuhlmann & Horn, 2016). Die Strategie besteht in einer Nutzung der kollektiven Intelligenz der Mitarbeitenden (ebd.). Die Struktur der Kommunikation folgt dem Prinzip, auf alle Informationen von Verwaltung, Finanzen und Mitarbeiterleitung zugreifen zu können (ebd.). Im Einzelnen ist die Kommunikation eher flexibel und nach Bedarf gestaltet. Da die Kultur einer GELBEN Organisation von Vertrauen geprägt ist, können sich die Menschen mit ihren Fähigkeiten einbringen und haben gleichzeitig das Wissen, das fehlende Komponenten von anderen Mitarbeitenden ausgefüllt werden, weil jeder Verantwortung mitträgt.

GELBE Teams und Organisationen sind bislang wenig anzutreffen. Im Gesundheitswesen sind hier das oben erwähnte Buurtzorg-Modell und die anthroposophischen Kliniken Havelhöhe in Berlin und in Witten-Herdecke zu nennen, die sich an dem integralen GELBEN Führungsstil ausrichten.

Die starke individuelle Ausrichtung einer Palliativstation an die Bedürfnisse der Patienten und das Vorhandensein von verschiedenen beruflichen Kompetenzen eröffnet die Möglichkeit, auch hier integrale Haltungen aufzubauen. Die Flexibilität der Arbeit, die am Patienten ausgerichtet ist, kennzeichnet so eine Station. Das Team selber trägt gemeinsam die Verantwortung und die Aufgaben werden je nach Kompetenz verteilt. Eine wirkliche Selbstorganisation ist allerdings nur schwierig durchführbar, wenn die Palliativstation Teil eines Systems ist, dass nach Prinzipien geführt wird, welche sich auf einer anderen Stufe befindet.

4.4 Haltung der Führungskraft

Integrale Führung verfolgt nicht die Absicht, *den* richtigen Führungsstil zu erlangen, sondern geht davon aus, dass zu jedem Kontext auch das stimmige Führungsverhalten angewendet werden soll. Somit gilt der Blick zunächst dem Team und der Aufgabe; je nach Wertebewusstsein müssen dann passende Verhaltensweisen ausgeführt werden.

Um die richtige Passung von Wertebewusstsein der Mitarbeitenden, des Teams und des Führungsstils zu erlangen, bedarf es einiger Grundvoraussetzungen der Führungskraft. Es handelt sich hierbei um einen systemischen Blick, der auch als Big-Picture-Denken beschrieben werden kann (Kuhlmann & Horn, 2016). Die neue Art zu Führen unterscheidet sich durch ihre Denkmuster, es ist weniger ein Stil als vielmehr eine Haltung, die eingeübt werden kann. Es ist die Denkweise aus der gelben oder türkisen Stufe, die sich durch verschiedene Zeichen ausprägen (Beck & Cowan, 2021).

Eine Charakteristik ist das Denken in offenen Systemen, d.h. dass das Ergebnis eines Verhaltens nicht schon im Vorhinein festgelegt ist (ebd.). Das Ergebnis ergibt sich erst aus dem Zusammenspiel von gegebener Situation und dem daraus resultierendem Führungs-verhalten. Daraus resultiert eine weitere Eigenschaft, dass nämlich gelassen mit verschiedenen Vorstellungen hantiert wird (ebd.). In einer gewissen Freiheit können verschiedene Alternativen von Verhalten in Betracht gezogen werden. Dies bedeutet, dass die Führungskraft auch ein Repertoire an Strategien verfügt, die es ihr ermöglicht, verschiedene Handlungen zu vollziehen (ebd.). Kennt sie nur den autoritären Führungsstil (ROT), wird es ihr schwerfallen, in einer dafür passenden Situation die Mitarbeitenden in Entscheidungsprozesse mit einzubeziehen (GRÜN). Mit dieser Haltung wird deutlich, dass es hier mehr darum geht, *was* benötigt wird, anstatt *wie* gehandelt wird. Schließlich sollten sich Führungskräfte ihrer Wertvorstellungen bewusst sein, aber auch differenzieren können, wo welche Werte eine Rolle spielen (ebd.). Aus der Sicht der gelben Stufe betrachtet, können durchaus auch entgegengesetzte Wertvorstellung ihre Berechtigung haben. Die Kunst liegt darin, diese paradoxen Denkweisen miteinander in Beziehung zu setzen. Ein integraler Führungsstil beinhaltet, dass alle positiven Werte der Entwicklungsstufen verinnerlicht und integriert werden. Eine Auflistung dieser Werte enthält das folgende Kapitel, da diese gleichzeitig zur Beurteilung des Projektes herangezogen werden.

Die untenstehende Graphik enthält in schematischer Darstellung noch einmal eine Übersicht über die Organisationsstrukturen der einzelnen Stufen.

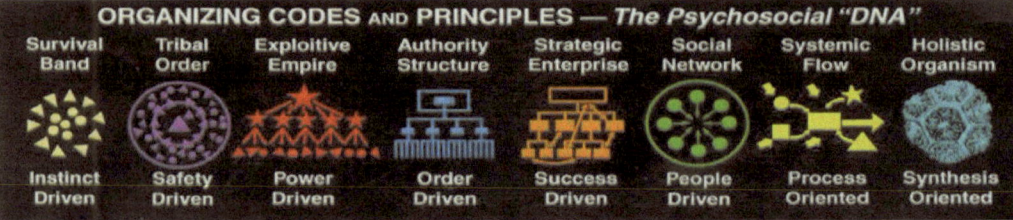

Abd. 4 „Übersicht Organisationsstruktur"   Quelle: www.spiraldynamics.net by Don Edward Beck, Ph.D.

5 Implementierung von „Wickel und Auflagen" als Praxisprojekt

5.1 Projektidee

Zu Beginn der Coronapandemie kam eine neue Kollegin ins Team der Palliativstation am Marienhospital Osnabrück, die vorher in einem anthroposophischen Krankenhaus gearbeitet und eine Fortbildung in „Anthroposophische Wickel und Auflagen" absolviert hatte. Wegen der Einschränkungen der Pandemiezeit war es nicht möglich, dass die Fachexpertin ihr spezielles Wissen ins Team einbringen konnte. Durch ein Praktikum in dem anthroposophischen Krankenhaus, in der die Kollegin vorher gearbeitet hatte, bekam der Autor Zugang zu dieser Anwendungsform, so dass die Idee entstand, diese komplementäre Therapieform auch auf der eigenen Palliativstation zu implementieren. Mit der neuen Kollegin war die Expertise bereits im Team. Darüber hinaus sollte das Pflegeteam in die verschiedenen Entscheidungsprozesse mit einbezogen werden, um zu erreichen, dass das Projekt von allen mitgetragen wird.

5.2 Projektplanung

Zunächst ging es um die persönliche Auseinandersetzung des Autors mit dem Thema „Wickel und Auflagen". Diese gelten als Naturheilverfahren, die dazu dienen, körpereigene Heilungsprozesse anzuregen (Kränzle et al., 2018). Darüber hinaus stellen sie auch eine besondere Art der Zuwendung der Pflegeperson gegenüber dem Betroffenen dar (ebd.), unabhängig davon, wie sich die Wirkungsweise erklären lässt. Unter Wickel versteht man das zirkuläre Anlegen von Tüchern um Körperteile oder den ganzen Körper, Auflagen werden nur auf eine bestimmte Körperregion aufgebracht, können aber auch durch umwickeln fixiert werden (ebd.). Beides zusammen wird auch als „äußere Anwendung" bezeichnet. In der anthroposophischen Pflege wird eine ganze Reihe von äußeren Anwendungen beschrieben, deren Hintergrund die anthroposophische Lehre ist. Bei der Einführung von „Wickel und Auflagen" auf die Palliativstation soll es primär um die Anwendung selber gehen. Entscheidend ist die Wirkung für den Patienten, unabhängig davon, ob sowohl Pflegende als auch Patient den Inhalt der Lehre teilen. Die Fachexpertin sagte ebenfalls ihre Unterstützung bei der Einführung des Projektes zu.

Die folgende Graphik der **Projektstrukturplanung** gibt einen Überblick über die Vorgehensweise, mit der die äußeren Anwendungen auf der Palliativstation implementiert werden sollten.

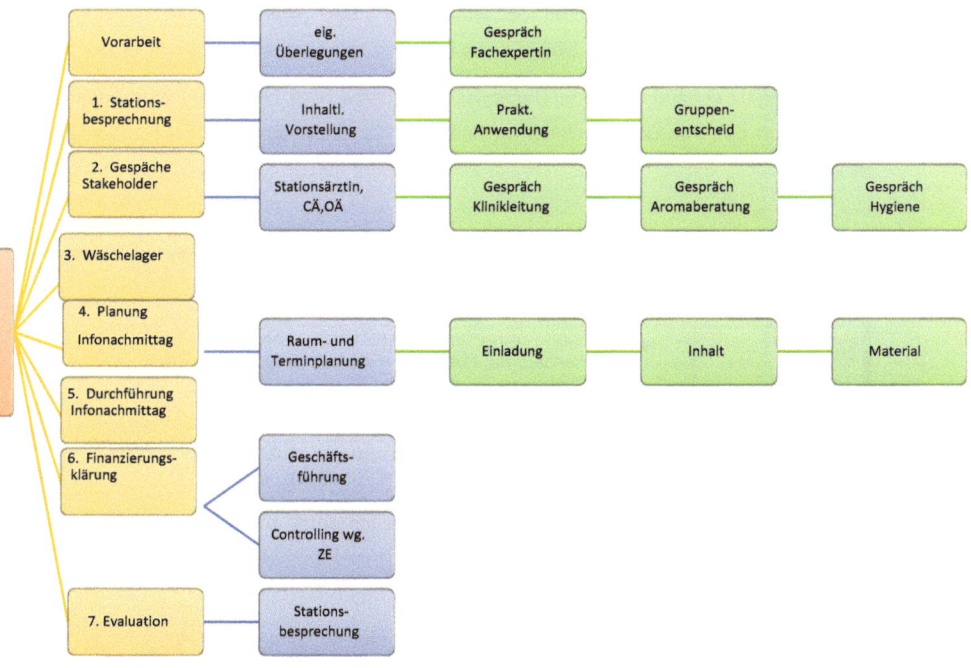

Abd. 5 „Projektstrukturplanung"   Quelle: eigene Darstellung

Die Projektstrukturplanung veränderte sich während der Startphase, da nach den Gegebenheiten einer integralen Führung die Beteiligten am Ablauf mit einbezogen wurden. Nachdem sich die Teammitglieder in einer Stationsbesprechung für die Einführung dieser komplementären Therapieform entschieden hatten, wurde deutlich, dass ein Fortbildungsnachmittag erforderlich werden würde, um die Methode „Wickel und Auflagen"

inhaltlich zu vertiefen. Somit muss hier von einem agilen (im Sinne von „beweglichen")
Projektmanagement ausgegangen werden.

Eine **Stakeholderanalyse,** auf die aus Gründen des geringen Umfanges der Facharbeit
nicht weiter eingegangen wird, gab Aufschlüsse über mögliche Reaktionen sowohl vom
Team wie auch von externen Stakeholdern.

5.3 Beurteilungskriterien

Integrale Führung geschieht aus der GELBEN Perspektive heraus. Ziel ist es, mit dem
passendem Führungsverhalten die Mitarbeitenden adäquat anzusprechen. Jede Stufe
besitzt positive Werte, die für die jeweiligen Bedingungen passend zugeschnitten sind. Aus
diesem Grunde werden die Stufen wertneutral mit Farben gekennzeichnet. Führung aus
der 2. Ordnung (GELB und TÜRKIS) heraus bedeutet, mit Alternativen zu hantieren.

Um das Projekt anhand von Spiral Dynamics zu durchleuchten, bedarf es einiger Kriterien,
nach denen das Führungsverhalten zu bewerten ist. Diese sind hier kurz zusammen-
gefasst.

	Positive Werte der Stufen
Rot	- Schnelle und mutige Entscheidungen - Sicherheit für Mitarbeitende durch entschiedenes Auftreten - Sicher am Markt operieren - Charismatische Ausstrahlung
Blau	- Funktionierende Strukturen und Abläufe - Verbindliche Regeln und Prinzipien - Qualitätssicherung - Sicherheit für Mitarbeitende durch zugewiesenen Platz im System
Orange	- Innovationsgeschehen - Strategie und Leistung - Flexibilität - Mitarbeitende werden gefördert und gefordert (Delegation)
Grün	- Wertschätzung und Respekt - Gleichberechtigung und Führung auf Augenhöhe - Förderung der Kommunikation - Förderung der Kompetenzen der Mitarbeitenden
Gelb	- **Systemischer Blick auf alle Stufen** - **Integrale Führung und Selbstorganisation**

Tab. 1   „Positive Wertekriterien der Stufen"   Quelle: eigene Darstellung

5.4 Reflexion des Projektes

Nachdem die Kollegin ihre Mitarbeit am Projekt zugesagt hatte, ging es darum, ein Meinungsbild zur Implementierung von „Wickel und Auflagen" als äußere Anwendung im Team zu erhalten. Das Pflegeteam ist gewohnt, in vielen Bereichen selbständig zu arbeiten und sich in die Arbeit einzubringen. Im Sinne der integralen Führung hing die Entscheidung zur Durchführung vom Entscheid des Teams ab. Mit Blick auf die GRÜNE Stufe sollte hier das Team über das Projekt befinden. Um deutlich zu machen, dass es hier um einen ehrlichen Teamentscheid geht, waren bis zu dem Zeitpunkt auch keine weiteren Schritte geplant.

In der Stationsbesprechung, an der 12 von 16 Pflegende teilnahmen, wurde das Thema „äußere Anwendungen" vom Autor inhaltlich vorgestellt, die Fachexpertin aus dem Team ergänzte die Ausführungen mit praktischen Anwendungsbeispielen. Anschließend fand ein konstruktiver Austausch über die Idee zur Anwendung von „Wickel und Auflagen" auf der Palliativstation statt. Nach GRÜNEN Kriterien handelte es sich hier um eine Förderung der Kommunikation, die Wertschätzung und Respekt für unterschiedliche Meinungen zulässt. Anerkennung von Diversität stellt hier ein ORANGES Kriterium dar. Die Idee wurde positiver als bei der Stakeholderanalyse bewertet, auch skeptische Mitarbeitende konnten darin mitgehen, „Wickel und Auflagen" als Komplementärtherapie mit anzubieten. Ein großer Teil des Teams bewertete die Einführung sogar als wünschenswert. Skeptische Anfragen ergaben sich einerseits zum Zeitaspekt und andererseits zur Komplexität dieses Themas. Die oft geringe Zeitressource würde es oft kaum zulassen, noch eine weitere zeitintensive Anwendung einzuführen. Darüber hinaus stellt diese Form eine pflegerische Tätigkeit dar, die erweiterte Kompetenzen erfordert. Die Förderung der Mitarbeiterkompetenzen könnte im Sinne der GRÜNEN Stufe allerdings zu einer Erhöhung der Arbeitszufriedenheit führen. Da der Bereich der „Wickel und Auflagen" viele Anwendungsbereiche beinhaltet, wurde gemeinsam beschlossen, zunächst nur drei Formen dieser Anwendung einzuführen. Aus dem Bedürfnis heraus, die Wirkung dieser Anwendungen selbst zu erleben, um die Erfahrung dann an die Patienten weitergeben zu können, wurden zwei Infonachmittage als interne Fortbildung geplant. Dieser ORANGE Innovationsgeist ergab sich aus der Möglichkeit heraus, frei über eine Neuerung entscheiden zu können. Gleichzeitig ist der Blick auf die Bedürfnisse der Mitarbeitenden ein GRÜNES Kriterium.

Es folgte eine Phase, in der mit den anderen Beteiligten gesprochen und deren Zustimmung eingeholte werden musste. Im informellen Gespräch hatte die Stationsärztin schon ihre Unterstützung zugesagt, war jetzt auch von der Idee der Fortbildung sehr angetan. Die

Oberärztin wollte ebenfalls das Projekt mit unterstützen. Nach GRÜNEN Führungs-prinzipien werden Verantwortungsbereiche aufgeteilt, so dass die Fachexpertin den Kontakt mit der Aromaberatung und dem Wäschelager aufnahm. Mit dem Wäschelager sollte geklärt werden, inwieweit alte Reißwäsche zur Verfügung stehen würde, um daraus Stoff für die Wickel und Auflagen zu gewinnen. Der Aromaberatung obliegt am Marienhospital die Zuständigkeit für Öle und Salben, die für pflegerische Maßnahmen genutzt werden. Das Gespräch mit der Klinikleitung wurde von der Stationsleitung und dem Autor geführt. Da auch die Klinikleitung eher nach GRÜNEN Maximen agiert, d.h. viel Selbstorganisation fördert, erfuhr das Projekt auch von dieser Seite Zustimmung.

Während der Autor die Rahmenplanung für die interne Fortbildung übernahm, zeichnete sich die Fachexpertin für den inhaltlichen Teil verantwortlich. Für die Veranstaltung wurden zwei Räume im Niels-Stensen-Bildungszentrum gebucht. Damit konnte parallel eine theoretische Einführung und eine Selbsterfahrungseinheit stattfinden. Zwei Termine am 5. und 13. Dezember 2022 wurden festgelegt. Den Dienstplan für Dezember gestaltete der Autor so, dass jeder Mitarbeitende fest für die Fortbildung an einem der beiden Tage eingeplant wurde. Diese Form der Planung entspricht eher der BLAUEN Stufe und sollte mit ihrer Verbindlichkeit gewährleisten, dass jeder an der Fortbildung teilnimmt.

Eine Langzeiterkrankung der Fachexpertin Ende November 2023 stoppte das Projekt, so dass die interne Fortbildung nicht stattfinden konnte und auf einen späteren Termin verschoben werden musste. Die Durchführung des Projektes stand von Anfang an in Abhängigkeit zur Expertin, durch sie wurde erst die Idee begründet. Eine Projekteinführung mit Hilfe einer anderen Fachexpertin erschien deshalb nicht sinnvoll. Nicht alleine die Einführung einer neuen komplementären Therapie ist Ziel des Projektes, sondern auch die Mitarbeiterförderung und Ressourcennutzung aus dem Team heraus. Dies stellt ein GRÜNES Prinzip dar.

Die Phase der Finanzierungsklärung wurde dementsprechend ebenfalls noch nicht durchlaufen. Bereits genehmigt sind allerdings die durch die Fortbildung anfallenden Überstunden. Öle und Salben können jetzt schon von der Apotheke je nach Bedarf bezogen werden. Neben Stoffresten aus der Wäscherei, die im Sinne vom Nachhaltigkeit Materialkosten einsparen würden, werden noch Baumwolltücher und -vliese benötigt, die finanziert werden müssen. Ein Gespräch mit dem Controlling steht ebenfalls noch aus. Allerdings wurden erste Möglichkeiten der Einnahme von Zusatzentgelten über diese Therapieform bereits evaluiert. Sollte vom Haus keine finanzielle Unterstützung gewährt werden können, besteht noch die Möglichkeit, zweckgebundene Spendengelder von

Patienten hierfür einzusetzen. Der Teil der Finanzierungsplanung ist der ORANGEN Stufe zuzuordnen, da die Palliativstation eine Qualitätssteigerung und einen Zuwachs am Leistungsspektrum durch die Kompetenz der Mitarbeitenden erfährt.

Abschließend kann der bisherige Projektverlauf bis zum jetzigen Zeitpunkt als sehr positiv bewertet werden. Der Blick auf das Projekt geschieht aus der GELBEN Sichtweise, die je nach Situation auf die Wertebedürfnisse der Mitarbeitenden schaut. Eine rein GELBE Selbstorganisation ist in diesem Fall nicht angebracht, da das Team selten in diesem Bereich agiert. Die Einbeziehung der Mitarbeitenden in die Gestaltung entspricht der GRÜNEN Werteebene, in der sich das Team in der Entwicklungslinie „Verantwortung" befindet. Diese Einbeziehung ist gelungen und bedeutet, dass eine hohe Motivation besteht, Wickel und Auflagen als äußere Anwendung zu implementieren. Der ROTE Führungsstil mit schnellen und entschiedenen Reaktionen war bei den bisherigen Schritten nicht gefordert, während BLAUE Strukturvorgaben bei Planungen im Team wichtige Voraussetzungen sind. ORANGE Innovation zeigte sich in der Stationsbesprechung, in deren Rahmen die Idee einer Fortbildung kreiert wurde. Neuerungen und Leistungs-verbesserungen sind Ausdruck von ORANGE, so dass das Projekt insgesamt auf dieser Werteebene anzusiedeln ist. Nach bisherigem Stand wurden die Mitarbeitenden adäquat durch ein passendes Führungsverhalten angesprochen.

6 Fazit

Werte prägen unser Fühlen und Handeln und haben somit Auswirkung darauf, wie unsere Gesellschaft, Organisationen und Gruppen funktionieren. Auch Führungsverhalten wird von Werten bestimmt und beeinflusst das Funktionieren von Organisationen und Teams. Anstatt allerdings zu schauen, welcher Führungsstil aus Sicht der Führung richtig erscheint, bietet das Modell von Spiral Dynamics eine Möglichkeit, die Situation der Gruppe in den Blick zu nehmen und aus dieser Perspektive heraus das passende Führungsverhalten zu zeigen. Führung ist auch eine Form der Kommunikation und die funktioniert nur dann zufriedenstellend, wenn beide Seiten einen Zugang zueinander haben. Die Werteebenen bieten somit zuerst einmal ein Instrument, um zu erklären, aus welcher Haltung heraus ein Verhalten kommt. Von diesem Verständnis ausgehend lassen sich Kriterien für einen Handlungsrahmen ableiten, wie es exemplarisch für das Führen auf einer Palliativstation aufgezeigt wurde. Das Modell bietet von seinem Anspruch her allerdings selbst kein Schema, das nur kognitiv verstanden werden will. Es bedarf einer Verinnerlichung, damit es gelebt werden kann und neue Qualitäten der Zusammenarbeit entstehen.

III. Literaturverzeichnis

Beck, D. E. & Cowan, C. C. (2021). *Spiral Dynamics: Leadership, Werte und Wandel.* (C. Polónyi, Übers.) (10. Auflage.). Bielefeld: Kamphausen Media GmbH.

Borasio, G. D. (2021). *Über das Sterben: was wir wissen, was wir tun können, wie wir uns darauf einstellen* (dtv) (9. Auflage, ungekürzte Ausgabe 2013.). München: dtv.

Clemens, K. E., Sandgathe-Husebø, B., Zernikow, B. & Henkel, W. (2009). *Palliativmedizin: mit 29 Abbildungen und 41 Tabellen: Grundlagen und Praxis: Schmerztherapie, Gesprächsführung, Ethik.* (S. Husebø & E. Klaschik, Hrsg.) (5., aktualisierte Auflage.). Heidelberg: Springer.

Deutsche Gesellschaft für Palliativmedizin (dgp), Empfehlung der Deutschen Gesellschaft für Palliativmedizin (Stand: 23.02.2007). Zugriff am 10.01.2023. Verfügbar unter dgppalliativmedizin.de

Enzler, S., Abbenhaus, A.-C., Fackler-Stamm, R., Gnann, F., Kho, N. & Luger, M. (2021). *Logbuch: Wandel in deiner Organisation integral gestalten* (Erste Auflage.). Augsburg: imu augsburg GmbH & Co. KG.

Glöckler, U. & Maul, G. (2010). *Ressourcenorientierte Führung als Bildungsprozess: systematisches Denken und Counselling-Methoden im Alltag humaner Mitarbeiterführung* (VS Research Management - Bildung - Ethik) (1. Aufl.). Wiesbaden: VS Verlag für Sozialwissenschaften.

Hegedüs, A., Schürch, A., Zentgraf, A., Abegg, A. & Bischofberger, I. (2022). Opportunities and challenges for home care services in implementing the Buurtzorg model in Switzerland: results of an exploratory case study / Chancen und Herausforderungen für häusliche Pflegedienste bei der Umsetzung des Buurtzorg-Modells in der Schweiz: Ergebnisse einer explorativen Fallstudie. *International Journal of Health Professions,* 9(1), 104–115. https://doi.org/10.2478/ijhp-2022-0011

Husebø, S., Mathis, G. & Klaschik, E. (Hrsg.). (2017). *Palliativmedizin: mit 22 Abbildungen und 19 Tabellen* (6. Auflage.). Berlin [Heidelberg]: Springer. https://doi.org/10.1007/978-3-662-49039-6

Kränzle, S., Schmid, U., Seeger, C., Däubler-Gmelin, H. & Monroe, B. (Hrsg.). (2018). *Palliative care: Praxis, Weiterbildung, Studium* (6., aktualisierte und erweiterte Auflage.). Berlin [Heidelberg]: Springer. https://doi.org/10.1007/978-3-662-56151-5

Kuhlmann, H. & Horn, S. (2016). *Integrale Führung.* Wiesbaden: Springer Fachmedien Wiesbaden. https://doi.org/10.1007/978-3-658-13466-2

Küstenmacher, M., Haberer, T., Küstenmacher, W. T. & Rohr, R. (2016). *Gott 9.0: wohin unsere Gesellschaft spirituell wachsen wird* (7. Auflage.). Gütersloh: Gütersloher Verl.-Haus.

Pellny, M., Schmelcher, J. & Beinlich, A. (2014). *Führungskompetenz: was wirklich wichtig ist*. Erlangen: Publicis Publ.

Stroebe, R. W. (2007). *Führungsstile: Management by Objectives und andere Führungsmethoden ; Tabellen* (Arbeitshefte Führungspsychologie) (8., völlig überarbeitete und erweiterte Auflage.). Frankfurt am Main: Verlag Recht und Wirtschaft.

Ueberschaer, N. (2014). *Führung: kompaktes Wissen, konkrete Umsetzung, praktische Arbeitshilfen*. München: Hanser.

Wilber, K. (2020). *Integrale Spiritualität: Spirituelle Intelligenz rettet die Welt*. (K. Petersen, Übers.) (8., überarbeitete Auflage.). München: Kösel.

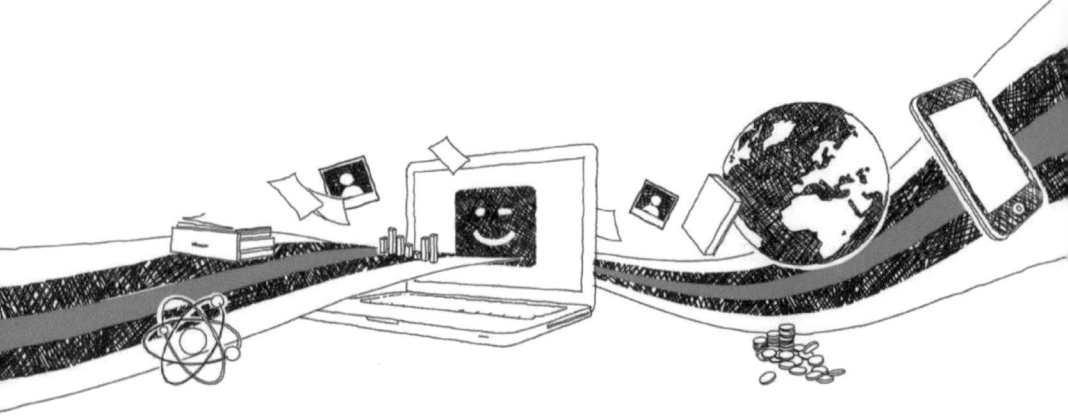
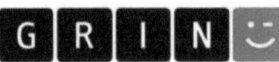